Die Signale des Körpers

Ute Holm
Die Signale des Körpers

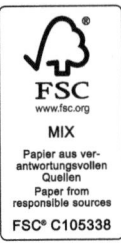

Bibliografische Information der Deutschen Nationalbibliothek
Die Deutsche Nationalbibliothek verzeichnet diese Publikation in der Deutschen Nationalbibliografie; detaillierte bibliografische Daten sind im Internet über http://dnb.d-nb.de abrufbar.

© 2015 Ute Holm
Umschlagdesign, Satz, Herstellung und Verlag:
BoD - Books on Demand

ISBN 978-3-7392-7349-5

Inhalt

Vorwort 7

Die Entwicklung 9

Die Zelle 10

Herz-Kreislaufsystem 11

Traue deinem Kind 14

Die Erbstrukturen 19

Die Wechseljahre 22

Das Zentralnervensystem 26

Die Gesundheit steht immer vor der Schönheit 33

Geschäftliche Tätigkeiten bis ins hohe Alter 39

Das Haus im Alter 42

Allein sein im Alter 44

Vorwort

Bei diesem Buch handelt es sich um die einzelnen Entwicklungsstufen im Leben, die wir sehr oft als Normalität annehmen oder in bestimmten Lebensphasen sogar als Bedrohung empfinden. Es werden viele Bereiche angesprochen, die oftmals erst im Zusammenhang einen Sinn ergeben. So stellt man sich die Frage: Warum gerade bei mir so ein Chaos im Beruf oder in der Partnerschaft? Warum bin ich so oft krank? Warum läuft bei mir so viel schief?

So werden immer fünf Säulen unserer Person beschrieben, die sich auch als unsere inneren Werte beschreiben lassen, die nicht getrennt werden können, weil sie uns ausmachen und unser ganzes Leben bestimmen. Finden wir Defizite in der menschlich emotionalen Ebene, schwankt automatisch auch die beruflich finanzielle oder materielle Ebene. Die geistige und körperliche Ebene steht als Basis und steuert alle zuvor beschriebenen Ebenen. Alles beginnt also mit der Zeugung und der Geburt des bereits gewordenen Kindes.

Von hier aus gilt es, die Lebensveränderungen bis ins hohe Alter anzunehmen, die sich immer durch schwierige Situationen abzeichnen, um auf sich aufmerksam zu machen, nur so lässt sich erkennen, was zu bearbeiten ist. Alles, was geschieht, ist natürlich und sollte auch im Sinne der Natur gesehen werden. Die äußerliche Natur zeigt uns durch die Jahreszeiten, wie weit wir den Naturgesetzen unterliegen und oftmals vieles gegen die natürlichen Abläufe tun. Wir Menschen verdrängen gerne Dinge und Situationen und setzen alle Hilfsmittel ein, die uns zur Verfügung gestellt werden, um zu vergessen, zu verdecken und einfach nicht wahrhaben wollen.

Angefangen von den einfach erhältlichen kosmetischen Pflegeprodukten oder den Drogen, die alle Wunden und Fältchen heilen sollen, die uns an das bereits gemeisterte Leben erinnern.

Die Entwicklung

Man ist sich nicht bewusst, dass wir aus lebenden Zellen bestehen und alle zu unserem Körper gehörenden Zellen und Organe aufeinander abgestimmt sind und in Symbiose zu unserem Gehirn stehen und dadurch erst das leisten können, was wir so täglich tun. Lehnen wir also bestimmte Körperregionen ab, ist das eine Beleidigung für den gesamten Körper. Jede Weiterentwicklung bringt auch Veränderungen innerhalb des Denkens oder der Figur und der Haut mit sich. So ist auch die Weiterentwicklung in allen anderen Bereichen zu sehen.

Die Zelle

Sie besteht aus dem Zellkern, dem Zentralkörperchen, der Zellflüssigkeit und den Zellorganellen, die sich in der Zellflüssigkeit befinden und alles geschlossen in der Zellhaut als lebender Baustein die Entwicklung ermöglicht. Das gilt nicht nur für die Lebensentwicklung eines neuen Kindes in der Schwangerschaft, sondern diese ständige Tätigkeit der Zelle, sich zu teilen, sich somit zu erneuern, erhält unseren Organismus. Damit die Zelle diese Aufgabe erfüllen kann, muss sie ernährt werden, das geschieht durch die tägliche Nahrungsaufnahme und die Atmung. So benötigt die Zelle die uns bekannten Kohlehydrate, Eiweiße und Fette, aus denen die Nahrungsmittel bestehen. Es ist daher wichtig, regelmäßige Mahlzeiten einzunehmen, damit die Zelle im Stande ist, die Organe zu erhalten und somit unseren Organismus gesund und lebensfähig zu halten. Alle Organe haben bestimmte Aufgaben zu erfüllen und dienen der Transformation aller Energien. So nehmen wir wahr, verarbeiten und entsorgen auch die Restenergien über die Atmung, Organe und die Haut.

Die energetische Wahrnehmung erfolgt über die Sinnesorgane Augen, Ohren, Nase, Geschmack.

Alle Zellen werden über die Blutgefäße ernährt und auch entsorgt.

Herz-Kreislaufsystem

Das Herz ist ein muskulöses Hohlorgan, was durch seine Pumpfunktion in der Lage ist, das Blut intervallweise mit Sauerstoff anzureichern, der über die Atmung an die roten Blutkörperchen, die Erythrozyten, gebunden wird und über die arteriellen Blutgefäße jede einzelne Zelle erreicht. Auf dem Weg zu den einzelnen Organzellen nehmen die arteriellen Blutgefäße die Nährstoffe auf, die so ebenfalls die Zellen ernähren. Die feste Nahrung, die wir zu uns nehmen, verkleinert sich zu energetisch mikroskopisch kleiner Information und ist deshalb so an die Zellen übertragbar. Die Zellmembran, so nennt man auch die Zellhaut, ist halb durchlässig, semipermeabel. Über den gleichen Weg, nur von der Zelle zum Blut, findet die Entsorgung statt, von hier aus nennt man die Gefäße Venen, die ihr Blut dem Herzen wieder zuführen, und die Entsorgung über die Ausatmung erfolgt. Es handelt sich um eine energetische Entsorgung, den Atem sieht man nicht, aber man kann ihn riechen. Aber auch die anderen Organe entsorgen, zum Beispiel die Blase den Urin, der Darm reinigt sich täglich, ebenso wie die Haut über den Schweiß. Man verliert täglich ca. 1 Liter Schweiß unbemerkt. Um all diese Körperfunktionen aufrechtzuerhalten braucht der Körper die tägliche Flüssigkeitszufuhr von 1 bis 2 Litern. Bekommt der Organismus nicht das, was er braucht, signalisiert er seinen Unmut über das Zentralnervensystem, was sich am Körper als Übelkeit und über zu niedrigen Blutdruck über das Kreislaufsystem zeigt. Es ist also nicht nur während einer bestehenden Schwangerschaft darauf zu achten, sich richtig zu ernähren, sondern ein Muss für jeden, der sich gesund erhalten will.

In der Schwangerschaft ist es wichtig, sich ausgewogen zu ernähren und möglichst allen Noxen, Gift, wie zum Beispiel Drogen jeglicher Art, zu entsagen.

Die Entwicklung des Kindes nimmt bis zur Geburt ihren Lauf. Die regelmäßigen Arztbesuche begleiten den natürlichen Vorgang.

Jede Schwangerschaft hinterlässt ihre Spuren, die man aber in dem Fall sehr gerne auf sich nimmt. Man freut sich auf das neue Leben, was entsteht, wie es wohl weitergeht.

Die Basis zur Gesunderhaltung ist die Nahrungsaufnahme, die von dem Neugeborenen zu regelmäßigen Zeiten meist drei- bis viermal täglich angefordert wird. Die Stillzeit nach der Geburt ist maßgebend. Jeder Mensch hat seinen eigenen Rhythmus, dem er folgen sollte. Als Mutter stellt man sich auf das Neugeborene ein und findet die Ruhe zu den Mahlzeiten. Da der Alltag, die Berufstätigkeit der Eltern, oftmals sehr stressig verläuft und sich das Kind zwangsläufig den Gegebenheiten anpassen muss, stellt sich bei dem Kind das Hungergefühl ein, was zur Übelkeit und allen uns bekannten Symptomen führt. Das Kind zeigt seine Nöte durch Weinen an. Die Nahrungsaufnahme verschiebt sich, weil es gerade nicht passt, sich auf die Belange des Kindes einzustellen, oder die Eltern lassen einfach Mahlzeiten ausfallen, weil sie es für sich, aus ihrem Empfinden, für richtig halten. Es ist weder für einen selbst und schon gar nicht für das Kind gut, so zu handeln. Die Mahlzeiten werden als Muss so nebenbei eingenommen. Der natürliche Vorgang und die dazugehörige Empfindung, ich habe Hunger, werden ausgeschaltet. Im jugendlichen Alter steht dann im Vordergrund, nicht dick werden zu wollen; diese Begründung vieler Heranwachsenden, denen man dieses im Elternhaus vorgelebt hat, zieht gesundheitliche Störungen nach sich, die sich wieder in allen Lebensbereichen abzeichnen und viele weitere Entwicklungsstufen nur schwer zulassen. Menschen, die sich bei den Mahlzeiten ablenken, zum Beispiel durch fernsehen, lesen und so weiter, essen unkontrolliert und zu viel, was sich dann später durch Übergewicht und Trägheit zeigt und nicht selten behandlungsbedürftig wird.

Traue deinem Kind

Es ist gesund geboren und hat den großen Wunsch, die Welt zu entdecken. Die ersten Geh- und Sprachversuche werden von allen begrüßt. Wieder entwickelt sich das Kind weiter und alle helfenden Hände sind aktiv. Das Kind darf dieses oder jenes nicht alleine, es ist zu gefährlich. Später kann das Kind sein Zimmer nicht aufräumen oder keine eigenen Anschaffungen finanzieren. Begleitet man das Kind bei all den anstehenden wichtigen Alltagsdingen, die ja täglich mehr werden und die Kinder auch lehren, Verantwortung für sich und Rücksicht auf Andere zu übernehmen, gibt man dem Kind die Möglichkeit, sich zu beweisen. Ich kann das. Das Selbstwertgefühl steigt und das Kind hat weniger Angst vor neuen Aufgaben, die in der Schule anstehen, vor allem entwickelt es Eigeninitiative, um Gedanken und Ideen umzusetzen, was wichtig ist, zum Beispiel bei der Berufswahl. Kindern, denen man alles abnimmt, fehlen viele wichtige Entwicklungsprozesse, unter anderem auch Fehler zu machen, um sie selbst wieder zu regulieren. Eltern wollen für ihre Kinder immer das Beste und tun aus dem Grunde oft zu viel für sie. Das Ergebnis ist, dass sie die Kinder in die Abhängigkeit bringen. So macht man sich als Eltern bei den Kindern auch unentbehrlich. Besser ist es, die Kinder in ein selbständiges Erwachsenenleben zu führen, in dem sie mit beiden Beinen fest auf dem Boden stehen und ihr Leben alleine meistern können. Jedes gesunde Kind hat das natürliche Bestreben, selbst zu laufen, in allen anstehenden Lebensfragen eigenständige Antworten und Entscheidungen treffen zu können. Als Eltern muss man lernen die Kinder loszulassen und ihnen die Verantwortung für ihr Leben geben, denn es ist ihr Leben und nicht das Leben der Eltern. Die richtige Unterstützung ist, das Kind in allem, was ansteht, aufzubauen: Du schaffst es, gehe so weiter. Lasse mal, ich mache das schon, hilft da wenig. Es macht auch die Eltern stolz, ein so starkes Kind zu haben, sich keine Sorgen machen zu müssen um das »wie geht es weiter, wenn ich nicht mehr bin«.

So gestärkte Heranwachsende haben Ziele und Wünsche, die sie bereit sind, sich selbst zu erarbeiten. Das Studium oder die Berufswahl stellt keine Probleme dar, denn man weiß schon, was man will. Der erforderliche Ehrgeiz ist geweckt, und die Ziele sind schnell erreicht. Es geht immer geradeaus und Schwierigkeiten sind schnell behoben. Der selbst gewählte Beruf ist dann die Basis für das weitere Leben, so kann dann auch die Verantwortung für die Partnerschaft und Familiengründung übernommen werden. Es ist gerade auch für die Frau wichtig, einen gelernten Beruf zu haben, der ihr immer die Sicherheit im Leben gibt, wenn es mal mit der Partnerschaft nicht so funktioniert. Selbst wenn man viele Jahre nicht in diesem Beruf gearbeitet hat, bietet alleine die Tatsache, etwas gelernt zu haben, eine Weiterbildungsgrundlage, und mit dem festen Willen, beruflich tätig zu werden, kommt man sicher weiter. Es ist sehr wichtig, am Puls des Lebens teilzuhaben, nicht stehen zu bleiben, nicht aufzugeben, wenn es mal schwierig wird. Durch diese Lernprozesse bekommt man wieder seine Wertigkeit zurück, die eventuell einmal auf einer langen Lebensstraße zurückgeblieben ist. Neue Ziele bringen Bewegung in das Leben, man weiß wieder, wer man ist, was man kann. Gleich starke Partner gehen besser miteinander um, akzeptieren sich als Persönlichkeiten, die sich viel zu sagen haben. Die durch den Beruf gewonnene Selbständigkeit bedeutet ja nicht das Aus für die Familie, selbstsichere Menschen haben viel Vertrauen zueinander und oft auch gute Umgangsformen, die zur Harmonie führen. Der Beruf steht für die Sicherheit eines jeden Menschen, egal in welcher Lebensform er gerade ist. Durch große Lebenseinschnitte bekommt der Beruf noch einmal eine ganz neue Bedeutung, er ist lebenswichtig. Ein Job ist zwar auch schon was, reicht aber von den Finanzen nie aus, alle Lebensbedürfnisse abzudecken. Aber ein erlernter Beruf ist immer dann für sie da, wenn er gebraucht wird. Er lässt sich durch Weiterbildung neu entdecken und bringt auch bis ins Alter neue Perspektiven und Anerkennung und neue Menschen, sodass einem langen schönen, aktiven Leben nichts im Wege steht. Die aktive berufliche Tätigkeit bedeutet auch, sich diszipliniert und aktiv und fit dem Leben zu öffnen. Der Urlaub steht einem ja immer zu. Mit der richtigen Einstellung zum Leben öffnen sich auch im Alter die Türen, man muss es nur wollen.

Wer sich zu früh in den Ruhestand begibt, oder sich als älter werdender Mensch zu viel und zu früh Hilfe holt, läuft Gefahr, sich aufzugeben. Je mehr man im Leben selbst leistet und sich bis ins hohe Alter fordert, setzt sich auch bei der

Jugend durch, zeigt Stärke, wird ernst genommen und schafft sich auch die Freiheiten, die er braucht, um eventuelle neue Projekte umzusetzen. Wer in seinem Leben viel gelernt hat, hat immer die Möglichkeiten, aktiv zu bleiben, und schafft sich somit auch die finanzielle Freiheit, alles das, was mal aufgebaut wurde, erhalten zu können. Es sei denn, dass sich bei bestehender Selbständigkeit ein Betriebsmobbing oder familiäres Mobbing einstellt, was dann dazu führt, dass man alles verliert, was man lebenslang aufgebaut hat. So ein Rufmord ist nicht so selten, da es sich um neidische Menschen aus der Umgebung handelt, die einem ein so gestärktes und reiches Leben nicht gönnen. So wird es notwendig, sogar im Reifealter noch einmal sein Können unter Beweis stellen zu müssen. Es ist nur mit der richtigen Einstellung und dem starken Glauben an sich selbst möglich, dieses neue Projekt auf die Beine zu stellen, gleichzeitig überdenkt man seine bisherigen Tätigkeiten und reguliert sie auf ein höheres Niveau, eine Weiterentwicklung des bisher ausgeübten Tätigkeitsbereiches. So kann man sich noch mal verwirklichen und weiß mal wieder, was man noch leisten kann, welche Herausforderung des Lebens jetzt ansteht.

Unter dem Aspekt ist es möglich, wenn man es sich zutraut, wieder ein Eigentum zu bewohnen, statt der Seniorenresidenz.

Um bis ins hohe Alter gesund zu bleiben, gibt es einiges an Möglichkeiten, aber das Wichtigste sind die Ehrlichkeit und der feste Glaube an sich selbst, es wirklich zu wollen. Leider flüchtet man sich auch schon mal schnell in eine Krankheit, um die Aufmerksamkeit von Anderen zu bekommen, oder weil es das Alter so vorgibt. Man kann auch positive Gedanken fördern, sich selbst aufbauen, wenn das Leben einen mal zu sehr gefordert hat. Denn es ist nicht immer die berufliche Tätigkeit, die einem das Leben erschwert, sondern es sind vielmehr die nicht bereinigten persönlichen Situationen, die nicht verarbeitet wurden. Eine Thematik, die jeder als Erbgut mit bekommt, und der wir uns stellen müssen durch Erkennen und Ändern der Lebenssituation, das heißt auch, sich dem Stillstand, den ja eigentlich keiner so wirklich will, entgegenzusetzen, sich noch mal auf neue Wege zu begeben und nicht die eigenen Ziele aufzugeben. Man lebt sein Leben und nicht das Leben der Anderen, denen es nicht immer passt, dass man sich weiterentwickelt, weil sie es nicht wollen oder können.

Die Erbstrukturen

In der weiblichen Eizelle, die als größte Zelle bekannt ist, befindet sich schon ein entsprechendes Erbgut, was zusammen mit der Samenzelle, dem Erbgut des Mannes, zum Leben erweckt wird. Die Entwicklung beginnt. Diese Zusammenführung der Erbanlagen bestimmt den weiteren Lebensweg, von der Geburt bis zum Ende des Lebens. Es ist wie ein Programm, nach dem wir unseren Weg gehen. Eben das besagte Päckchen, was jeder zu tragen hat und was einem keiner abnehmen kann. Da muss jeder durch. Den Einen plagen Süchte, den Anderen die Schuldgefühle, die Krankheit oder die ewige Geldnot. Was es auch sei, wir bringen es mit.

Wie soll man jetzt damit umgehen, woher weiß ich, was für ein Päckchen ich habe?

Es kristallisiert sich sehr schnell heraus, was es ist, die Charaktereigenschaft eines Kindes gilt es zu erkennen. Der Umgang mit dem jungen, noch formbaren Menschen ist ganz wichtig und erfordert viel Sensibilität der Eltern. Ein noch nicht sprechendes Kind zu verstehen fordert die Eltern extrem. Stellt man sich als Eltern dieser Verantwortung, stellt man die eigenen Belange zurück. Das heißt, die Mahlzeiten und die Schlafphasen des Kindes einzuhalten, Kinder nicht ständig aus dem Schlaf zu nehmen oder die Mahlzeiten nach eigenen Empfindungen einzunehmen. Es handelt sich hierbei um die ganz einfachen Dinge und Umgangsformen, die Rücksicht auf die andere Person. Nimmt man es mit sich selbst nicht so genau, bleibt das Kind auf der Strecke, es hungert. Dem Kind fehlen dann die Werte, die es für sein weiteres Leben braucht, eben die Information, wie es eigentlich sein sollte, um diese später weitergeben zu können. Je mehr man als Eltern den Kindern mitgeben kann, auf sich selbst zu achten, Pflichtbewusstsein, Wissen oder soziales Verhalten, desto besser und einfacher ist die Weiterentwicklung des Kindes. Es ist die Handlung im normalen Alltagsleben, das Miteinander, was einfach da ist, zu fördern, es prägt sich automatisch ein. Da jedes Kind aber seinem eigenen Lebensmuster folgen wird, kommt es früher oder später zu Unstimmigkeiten in der Familie, die zu den Lösungsprozessen führen. Hier beginnt ein Ausreinigungsprozess der mitgebrachten alten Erbstruktur, eine Transformation, die durch Wandlung zur Erneuerung und Begradigung des nun folgenden Lebensabschnittes führt. Diese Prozesse machen sich bemerkbar, durch Durchsetzung in allen Bereichen, Elternhaus, Freundeskreis, später in der eigenen Familie.

Alles passt nicht mehr zusammen, was zuvor in Eintracht gelebt hat. Jetzt zeichnet sich auch schon der Lebensweg mit den Gewohnheiten ab, Alkohol, Spiel, oder der Hang zur beruflichen Tätigkeit. Alles, was der junge Mensch von selbst tut, mit welchen Menschen er sich umgibt, was für ein Hobby er hat, heißt es zu erkennen, ihn durch Gespräche zu begleiten und Für und Wider zu klären. Diese Ausreinigung zeigt sich auch durch körperliche Symptome, zum Beispiel durch Schwitzen, Hautunreinheiten, nervöses Verhalten oder Rückzug von den Freunden. Schon bei den Babys ist diese Reinigung sichtbar, durch tränende Augen, Schnupfnase, aber auch alle anderen Erkrankungen gehören dazu. Alle Symptome geben an den entsprechenden Körperorganen die Schmerzen oder auch Parameter an, an denen sich die ärztliche Diagnostik orientiert.

Die Wechseljahre

So im Laufe des Lebens stellt sich eine Phase ein, die man nicht so gerne annimmt wie die zuvor genannten Wandel- beziehungsweise Wechselphasen der Jugend. Mit zunehmendem Alter sprechen wir diese Prozesse bewusst mit den Wechseljahren an, denn diese Ausreinigungsphase gehört zu den längsten und fordert oftmals viele Veränderungen und Lebensbegradigungen, die man nicht immer gerne vornimmt. Es kommt nochmals alles auf den Prüfstand, die Familie, da geht der Ehemann, die Kinder, der Beruf, eventuell damit verbunden die Wohnsituation, auch hier wird alles in Frage gestellt. Alles, was zu Unfrieden führt, muss bearbeitet werden, hält man fest, in diesen Situationen der Unzufriedenheit ignoriert man die Signale des Körpers, die Schmerzen. Je länger diese unbefriedigende Lage bestehen bleibt, desto größer das körperliche Problem.

Alle seelischen Verletzungen, zum Beispiel Schuldgefühle oder Abhängigkeiten, Ängste vor Situationen oder Menschen, haben einen Ursprung, sind wahrzunehmen und melden sich über die Organe. Das Unterbewusstsein öffnet seine Türen. Es hat den Speicherplatz gefüllt und bittet um Bearbeitung. So steht der Rückenschmerz im Lendenwirbelbereich beispielsweise für Schuldgefühle, in finanziellen Bereichen, die man selbst begeht oder die einem durch Betrug oder Mobbing von

Anderen angetan wurden oder noch werden. So ist es möglich, dass man beruflich Schwierigkeiten hat oder das Konto auf der Bank immer um Hilfe ruft. Man kommt immer, egal was man tut, an seine Grenzen, füllt auf und es ist wieder da, das Problem. Erst wenn sich der Betrug, der sich wandelt, von Betrug in Betrag durchgesetzt hat, ist das Problem für immer weg. Es ist also die alte Erbstruktur, die einen auch immer mit genau den Menschen zusammenbringt, die an dieser Situation beteiligt waren beziehungsweise noch sind. Die Streitigkeiten um diese Sache oder der Neid, der von den Betroffenen ausgeht, sollte verziehen werden. Verzeihung zu lernen, wenn noch alle anderen Emotionen wie Wut, Streit, ein Gespräch vorhanden sind, ist nicht einfach, aber hier gilt sich nicht nur immer in der Opferrolle zu sehen und in Selbstmitleid zu bleiben, sondern sich dieser Situation zu stellen, sich durchzusetzen, ohne Gewalt auszuüben. In der Selbsthilfe besteht die Möglichkeit, über die Meditation mit den Menschen reinen Tisch zu machen. Das heißt, in Gedanken mit den betroffenen Menschen dieses klärende Gespräch zu fordern.

Hier können auch die Emotionen ausgelebt werden, Wut und Hass, über Worte freien Lauf zu lassen. Die betroffenen Personen haben dadurch keinen Schaden, und man hat sich selbst von diesen störenden Emotionen befreit, kann sich und den Anderen verzeihen, und der Stachel löst sich so nach und nach. Es kommt Ruhe ins Geschehen. So lösen sich angestaute Energien und es beginnt die Wandlung. Man kann besser mit den Situationen umgehen und provoziert keine neuen Streitigkeiten. Um diesen Prozess zu unterstreichen entfernt man sich zusätzlich von diesen Personen, die einem so viel angetan haben. Dabei ist es wichtig, ein konsequentes Nein auszusprechen und vor allem danach zu handeln. Denn der Grundcharakter der Personen hat sich nicht geändert durch diese Vorgehensweise, sondern diese Bereinigung dient in erster Linie einem selbst, sich gestärkt aus der bedrohlichen Gefahrenzone zu befreien. So ist es möglich, seinen eigenen Selbstwert wiederzufinden und ihn auch ohne erneute Schuldgefühle zuzulassen. Solange zuerst an die Anderen gedacht wird, denkt man nicht an sich, oder zu wenig, der Prozess ist noch nicht abgeschlossen.

Während der Prozessauflösung stellen sich auch die anderen Organe mit ihrem Schmerz ein.

Es ist eben auch situationsabhängig, welches Organ sich zuerst meldet; steht der Betrug in der Partnerschaft im Fokus, so meldet sich zuerst das Herz-Kreislauf-System mit all seinen Folgeerkrankungen bei Nichtbearbeitung der Thematik und die Beschwerden der anderen Organe zeigen sich nach und nach.

So können Magen-Darm-Erkrankungen, Schilddrüsenerkrankungen, Herz-Kreislauf- und Gefäßerkrankungen dazukommen. Aber auch die Beschwerden an den großen und kleinen Gelenken zum Beispiel, wenn man nicht konsequent weitergeht. Auch die Hand zeigt die Begradigung einer Situation an. Schmerzen im Handgelenk oder die sehr schmerzhafte Fingersteifigkeit sowie der eingezogene Finger zeigen die Veränderung durch die Gehirntätigkeit.

Der Organismus verfügt über entsprechende Gedächtniszellen, die sich im Gehirn, aber auch im Lymphsystem befinden. Das Gehirn gibt nach und nach diese gespeicherten Informationen an den Körper ab, sodass der Körper die entsprechenden Symptome meldet und die dann wieder zur Erkennung und Änderung der vorgegebenen Situationen veranlasst. Werden diese Signale ignoriert, die Schmerzen verdrängt, entwickeln sich die ersten Warnsignale zur manifesten Erkrankung. Zu jeder Erkrankung gibt es eine Geschichte, die Ursache, der man auf den Grund gehen kann. Das Thema, was man gedanklich erfasst, wird zuerst bearbeitet und führt so zur besseren körperlichen Verfassung.

Das Zentralnervensystem

Das Gehirn ist die Zentrale unserer Sinne und Wahrnehmungen und regelt auch die geordnete Peristaltik der Organe und Gefäße. Es wiegt etwa 1500 g und ist von den Hirnhäuten umgeben. Seine wichtigsten Funktionen sind die Wahrnehmungen von Sinnesreizen, das Denken, Lernen und Erinnern sowie der Informationsaustausch zwischen den einzelnen Wahrnehmungszentren. Während das Großhirn mit seinen zahlreichen Furchen die oberste Steuerstelle des bewussten Handelns ist, dienen die tiefer gelegenen Strukturen des Gehirns als Umschaltstelle für Signale aus dem Körper und greifen auch teilweise hormonell gesteuert in den Stoffwechsel ein. Das Stammhirn, oberhalb des Übergangs zum Rückenmark gelegen, die Medulla oblongata, steuert lebensnotwendige Funktionen wie zum Beispiel die Atmung und den Blutkreislauf. In seinem hinteren Teil schließt sich dem Großhirn das Kleinhirn an. Es ist für Gleichgewicht, Körperhaltung, Koordinierung der Körperbewegungen zuständig. Im inneren des Gehirns finden wir die Hirnventrikel, es handelt sich hier um einen Hohlraum mit mehreren Kammern, der mit einer flüssigkeitsproduzierenden Haut ausgekleidet ist, dem Liquor, gleich Hirnwasser. Dieser Hohlraum steht über ein spezielles Gefäßsystem mit den Spalten zwischen dem Gehirn und dem Rückenmark und der Wirbelsäule, Wirbelknochen in Verbindung. Das Gehirn und das Rückenmark werden durch das Liquor geschützt.

Das Rückenmark wird durch einen dicken Nervenstrang gebildet, der gut geschützt im Wirbelkanal im Inneren der Wirbelsäule verläuft. Zu beiden Körperseiten treten ca. 31 Nerven aus dem Rückenmark aus. Wir sprechen hier von den Spinalnerven, die in die entsprechenden Muskeln ragen. Das Rückenmark selbst bleibt im Liquor geschützt zurück. Gehirn und Rückenmark bilden das Zentralnervensystem. Dieses enthält die Mischung aller Nerven, vegetative, sensible und Bewegungsbahnen. Die sensiblen Nervenbahnen beginnen in der Haut, Schleimhaut, Knochenhaut. Das vegetative Nervensystem ist unserem Willen nicht unterzogen und aktiviert die inneren Organe. Die Bewegungsbahnen, auch motorische Nervenbahnen genannt, sind unserem Willen unterzogen und geben uns die entsprechende Beweglichkeit. Die meisten Nervenäste, die vom Rückenmark ausgehen, verzweigen sich, sodass sie mit zunehmender Entfernung von der Wirbelsäule an Faserzahl zunehmen. Rückenmarksnerven enthalten sowohl motorische als auch sensible und vegetative Nervenfasern. Die sensiblen Kopfnerven reagieren auch auf das, was gesehen, ausgesprochen, also über das Ohr oder ansonsten positive oder negative Gerüche wahrgenommen wird. Diese sensiblen Wahrnehmungen führen zu sofortigen Reaktionen wie zum Beispiel Weinen, Lachen oder man signalisiert, dass es einem nicht gut geht. Die Umwelt nimmt wahr, ohne dass man zuvor gesprochen hat, was einem nicht gefällt. Es ist die Mimik, die sich einfach in das Gesicht des Betroffenen zaubert, oftmals unbemerkt, ungewollt.

Über das Nervensystem zeigt sich die Symbiose zum Körper in allen Lebensphasen. So versteht sich auch, dass eine Aufräumaktion in Form von Begradigung der Lebenssituationen Auswirkungen auf das Allgemeinbefinden des Menschen hat. Je gerader definiert ein Lebensweg beschritten wird, desto gesunder und freier die Umsetzung des eigenen Willens und der Handlungen. Absprachen der Situationen mit mehreren Menschen, die meist selbst mit sich zu tun haben, oder schon von Grund auf ein anderes Denken haben, führen zu Verwirrung und Irritationen, die eine Entscheidung unmöglich machen, oder, erst in eine andere Richtung gebracht, nicht zu einem selbst passen und wieder begradigt werden müssen, weil man nicht zufrieden ist mit dem, was erreicht wurde. Der Alleingang, die alleinige Entscheidung ist daher von großer Wichtigkeit. Man kann nur seinem Lebensmuster nach die passenden Wege gehen. Das Programm steht von Geburt an fest, man sucht den entsprechenden Beruf, die entsprechenden Kreise, um weiterzukommen. Der Körper reagiert auf alle Unebenheiten mit dem entsprechenden Unwohlsein und bittet durch seine Signale um Begradigung des Lebensweges, was dann zur inneren Freiheit und einem ausgeglichenen Wohlsein und Gesundheitsempfinden führt. Das heißt, dass man nur über das Negative, in dem Fall Schmerz, zum Positiven, gleich Genesung, wandeln kann. Es gibt nichts, was der Körper nicht speichert und zur gegebenen Zeit auf den Prüfstand zur Bereinigung hochholt, egal wie lange die Situation auch zurückliegt. Es werden also nicht nur die angenehmen Urlaubserlebnisse gespeichert, sondern eben alles, was man so im Laufe eines Lebens durchlebt hat.

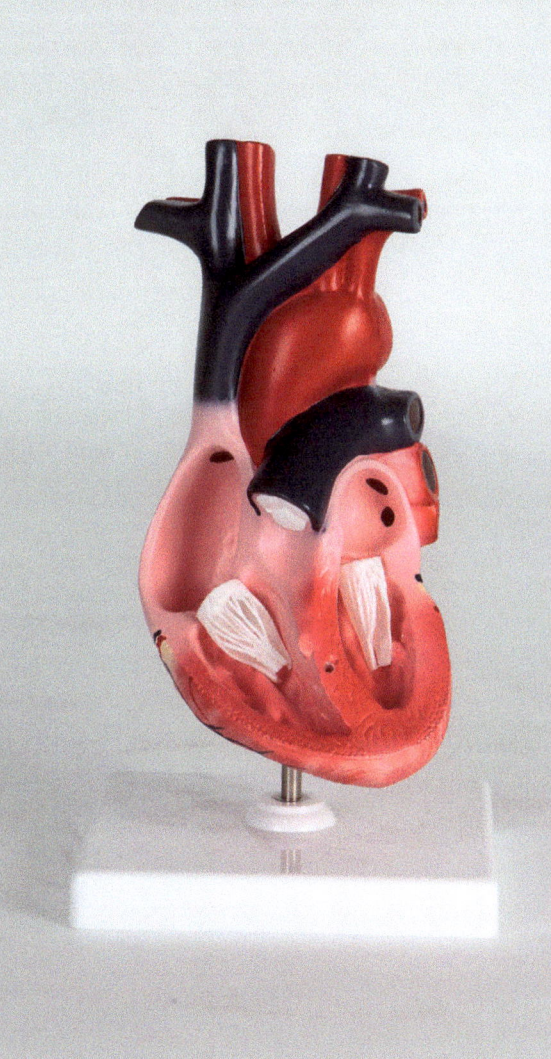

Die Selbstheilungsprozesse kommen durch eine innere Reinigung der Gedanken zustande. Das Gehirn als Zentralnervensystem steuert alle Organsysteme. Diese Aufgabe kann aber nur vom Gehirn bewältigt werden, wenn es von den alten Erbstrukturen befreit wird. Wie schon erwähnt, bringen wir diese von der Zeugung an mit auf die Welt. Es handelt sich immer um eine ganz alte Geschichte, die man hier zur Klärung bringen sollte, um ein freies gesundes Leben führen zu können. Die Ausleitungsprozesse dauern eine gewisse Zeit an, da immer nur so viel bearbeitet wird, wie das Gehirn in der Lage ist freizugeben, beziehungsweise der Organismus braucht, mit der anfallenden Last fertig zu werden. Die Ausleitungsorgane sind die Haut, hier wird über die Schweißdrüsen, die über die Hormone aktiviert werden, ausgeleitet. Hier entstehen die Kälte- beziehungsweise Hitzeschübe. Eine andere, aber immer bestehende Ausleitung läuft über die Leber bei Vergiftungsverletzungen sowie über den Nierentrakt, über die Blase. Die Energien werden über den Urin entsorgt.

Viele Energien verlassen den Körper über den Darm. Durchfälle oder Verstopfungen zeigen die Schwere dieser Vorgänge. Wir verarbeiten täglich mehr oder weniger schwierige Situationen und nehmen somit immer die Reinigung des Körpers als normal an. Kreisen aber Gedanken über unerledigte immer wiederkehrende Themen und kommen dazu noch schlaflose Nächte, die einem ebenso wie die Organe signalisieren, diese Themen zu bearbeiten, ist die Zeit da, das Alte gehen zu lassen und neue Wege zu gehen.

Oftmals will man zum Beispiel an Situationen wie

Partnerschaft oder Kindern sowie Beruf festhalten, eben aus Gründen der Sicherheit, nicht alleine zu sein oder zu viel zu verlieren, wenn man geht. Dann stehen die Angst und die Ausweglosigkeit vor einem, die man dann als neues Thema aufgreifen muss. Solange die Seele weint, weint auch der Körper. Wir schaffen durch die innere bewusste Reinigung einen gesunden funktionierenden Körper, der einem die Stärke und Kraft gibt, sich wohlzufühlen und das Leben in jedem Alter genießen zu können, und die innere sowie die äußere Reinigung unterstreicht.

Viele auszuarbeitenden Situationen zeigen sich extrem über den Bewegungsapparat, an den großen und kleinen Gelenken der Wirbelsäule, der Hüfte, den Knien und den Fußgelenken, an den Fesseln, den Sprunggelenken oder an den Zehengrundgelenken, wie zum Beispiel dem Hallux valgus. Entzündliche Prozesse, geschwollene Gelenke und Vieles mehr. Der Arztbesuch wird nötig. Der Körper reagiert mit allem, was er zur Verfügung hat, um auf sich und die Problematik aufmerksam zu machen. Es ist wichtig, auf sich und die Körpersignale zu achten und danach zu handeln. Die konsequente Haltung zu dem, was man sich vorgenommen hat bezüglich des eigenen Willens, sich auf seinen Weg zu begeben, bringt dann den gewünschten Erfolg. Die Begradigung der eigenen Lebenswege sollte das Ziel sein.

Arzt und Therapeut können helfen, aber umsetzen muss man alleine, keiner kann einem den Lebensweg abnehmen, für die Gestaltung, dem »ich will das, genau das«, ist man selbst zuständig.

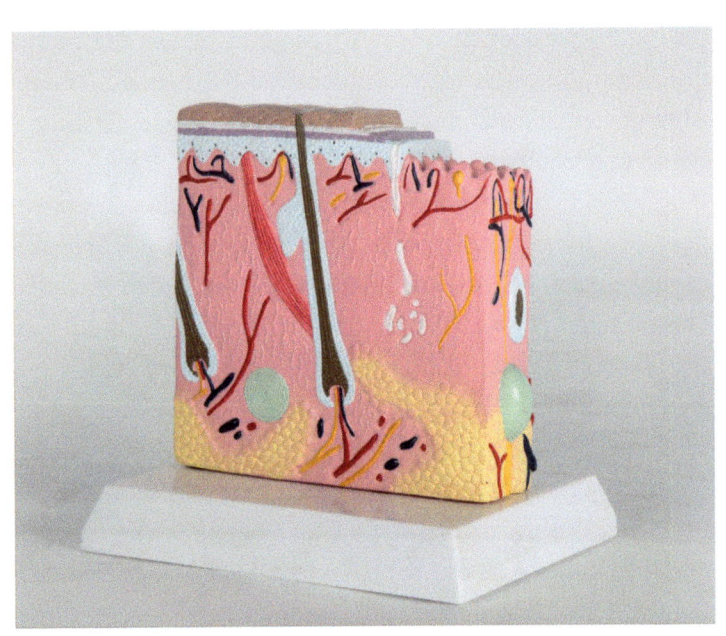

Die Gesundheit steht immer vor der Schönheit

Es ist gerade heute ein besonderes Thema, gesund und schön durchs Leben zu gehen. Am liebsten wäre es uns, alles auf einmal zu haben. In der Jugend ist es sicher keine große Frage, denn die Haut zeigt uns ein straffes Gewebe, ein rosiges Aussehen und noch keine Fältchen.

An einem Querschnitt durch die Haut erkennt man drei verschiedene Hautschichten; diese sind die Oberhaut, die Lederhaut und das Unterhautfettgewebe. Ganz außen liegt die oberste Schicht, die Oberhaut oder auch Epidermis. Sie ist die äußere Hülle des menschlichen Körpers. Direkt unter ihr liegt die Lederhaut oder Corium, sie besteht aus Bindegewebe. Eine faserige Struktur, die der Haut die Festigkeit gibt und die damit verbundene Elastizität zeigt. Die Oberhaut bestimmt das Aussehen und dient dem Körper als größtes Schutzorgan vor äußere Einflüsse. Alle Organe des Körpers werden ernährt über den Blutweg, das Herz-Kreislauf-System, und erhalten ihre Informationen vom Zentralnervensystem. So zeigt sich besonders an der Haut, wie der Allgemeinzustand zurzeit ist. Finden seelische Prozesse statt, ist die Haut je nach Situation stark gerötet oder sehr blass. Es ist ein sicheres Zeichen dafür, das Blutdruckschwankungen vorhanden sind. Diese Schwankungen können innerhalb kürzester Zeit wechseln, da der Körper zu jeder Zeit eine Reinigung in Form von Transformation durchlebt und in diesen Zeiten Schwerstarbeit leistet. Da es sich immer um eine innere und äußere Reinigung handelt, die vom Gehirn aktiviert wurde, sind auch die hormonellen Drüsen aktiv, die über die Schweißproduktion einen Ausgleich schaffen, und es zu den Hitzewellen kommt und die wenig später in Kälteschübe wechseln. Der Körper verschafft sich somit einen Ausgleich, um einen Prozess abzuschließen oder den nächsten anzugehen. Es handelt sich um ganz normale natürliche Abläufe im Körper, die wir in der Jugend schon in etwas leichterer Form durchlebt haben. Zu dieser Zeit hat man diese Reaktionen vom Körper hingenommen, ohne sich um Leib und Seele zu sorgen. Stellen sich diese Prozesse später ein, spricht man von den Wechseljahren, die man ja eigentlich lebenslang durchläuft, aber das Leben ist bei dem Einen oder Anderen über viele Unebenheiten gegangen und durch viele Höhen und Tiefen geprägt, sodass der Körper einiges zu begradigen hat. So verstellt man sich nicht selten vor dem Partner, um ihm zu gefallen, ihn überhaupt für sich zu gewinnen, oder man gibt zu viel Aktivität in die Pflege anderer Personen und vernachlässigt sich selbst, egal ob es die eigene Familie oder der Beruf ist.

Irgendwann zeigt der Körper eine große Schwäche, die bei Nichtbeachtung der Situation in den sogenannten Burnout führt. Es ist also nicht immer die Aktivität im Beruf, sondern oft genug die eigene nicht geklärte verdrehte Denkweise hinlänglich der einzelnen Lebenssituationen, die man eigentlich nie so akzeptieren wollte, aber den einen oder anderen steinigen Weg genommen hat, aus Sicherheitsgründen, oder weil man meint, genau dem Menschen gefallen zu wollen, der eigentlich nicht zu einem passt. Da macht man schon mal die Augen bewusst zu, weil er es sein muss. Es rächt sich also alles, indem man diese Situation auf Kosten der eigenen Gesundheit bezahlt. Diese Aufarbeitungen führen nicht selten auch zu Krankenhausaufenthalten, weil die Körperreaktionen so stark sind, dass man sie selbst kaum noch abfangen kann. Hier treten alle Körperreaktionen auf einmal auf, alles ist aber zuvor sichtbar auf der Haut, gekoppelt mit der körperlichen Schwäche, Unruhe des gesamten Organismus, Beklemmungen, Ängsten, Zittern. Eine Rebellion im Körper.

Die äußere kosmetische Pflege ist ein guter Einstieg, sich selbst wahrzunehmen, sich selbst anzunehmen, sich Zeit für sich zu nehmen, um sich mal wieder in seine eigene Mitte zu bringen, die Ruhe zu finden, die Gedanken und Lebenssituationen zu überdenken, eigene Entscheidungen zu treffen, dem Caos ein Ende zu setzen, was einen seit langem beschäftigt, zu bearbeiten.

Es gilt also, in der kosmetischen Pflege nicht schnelle Aktivcremes zu nutzen, die die Blässe in rosiges Aussehen wandeln oder Falten wegzaubern, sondern vielmehr darum, sich ganz bewusst im Spiegel zu betrachten, die Sorgen des Lebens darin zu sehen und zunächst das Erkannte zu verändern und eine ganz natürliche Pflege zuzulassen. Weint die Seele, weint auch der Körper, was sich auf der Haut als unschön, trocken unrein zeigt oder mit bleibenden Rötungen auf der Haut oder auch als Narbenbildung durch zuvor durchlebte Hautunreinheiten sichtbar werden lässt. Die Haut ist und bleibt das Spiegelbild der Seele.

So gibt es ganz tiefe Verletzungen, die unbearbeitet sind und eine tiefe, ewige Trauer mit sich bringen, spricht man von der Depression. Der Körper rebelliert über die Sinne durch Gedankengänge, die einen an sich zweifeln lassen, alles noch ganz richtig zu sehen. Hier helfen therapeutische Gespräche oder Rückführungen, um an die Wurzel des Geschehens zu kommen. Angeborene Fehlstellungen des Skeletts oder fehlende Organe zeigen die ganz alten Strukturen als äußerlich sichtbare Narbe. Wichtig ist es, diese Verletzungen zu verzeihen, um sie annehmen zu können, sich als Person damit annehmen zu können. Gelingt es einem, die Stärke aufzubringen, sich so zu zeigen, damit zu leben, bedarf es keiner operativen Begradigung. Das aber sollte jeder mit sich zur Klärung bringen, der davon betroffen ist. Das Beratungsgespräch vor jeder Operation ist angesagt.

Solange der Verletzungsschmerz nicht bearbeitet ist, helfen auch andere Eingriffe nur wenig oder gar nicht, die Trauer um die Situation loszuwerden.

Stören einen also schon geringfügige Unregelmäßigkeiten im Gesicht, die etwas zu groß geratene Nase, oder das Ohr, oder die zu schmal geratene Lippe, so ist es an der Zeit, mal hinter die eigenen alten Kulissen zu schauen. Jeder Mensch ist ein Unikat und wächst seinen Gegebenheiten nach so natürlich wie es eben ist. Die kosmetischen Pflege- sowie Dekorativprodukte unterstreichen die natürliche Schönheit.

Oft bestehen Ängste vor solchen Ausreinigungen, dazu ist zu sagen, dass alles, was ans Tageslicht kommt, ein ureigenes Thema ist, was schon durchlebt und gespeichert wurde.

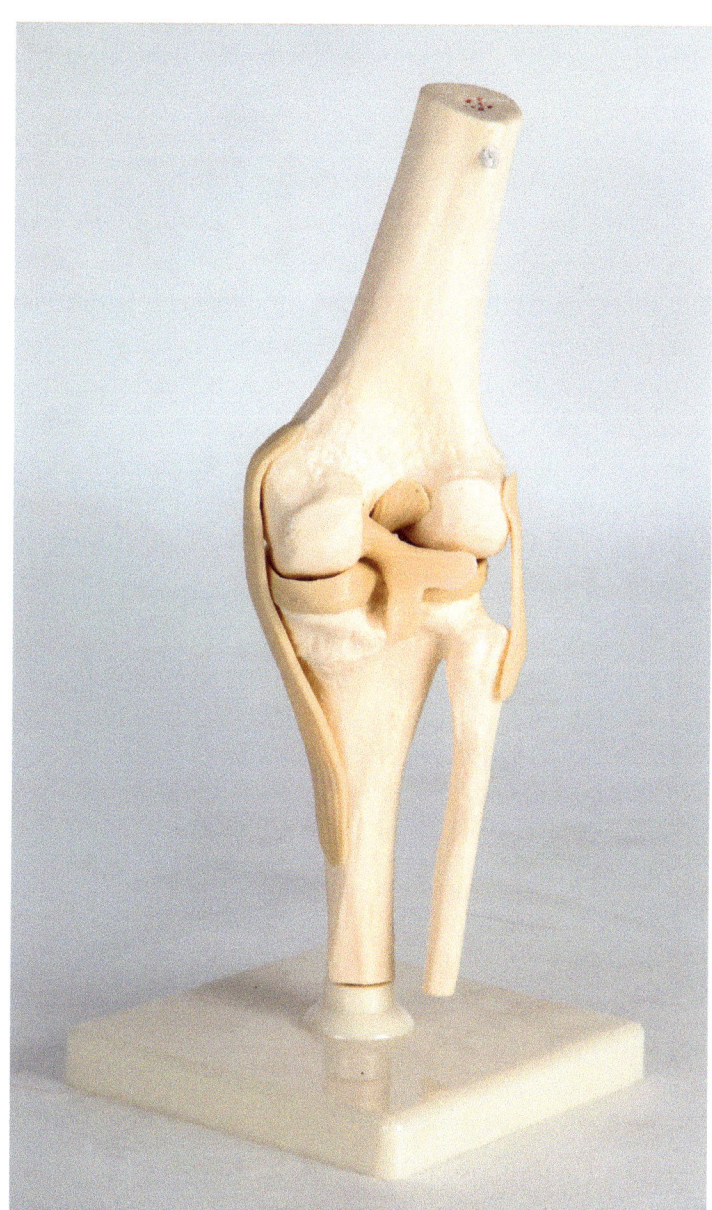

Sicherlich sind die Situationen, die da ans Licht kommen, nicht immer das, was man sehen will, aber man arbeitet Negatives auf. Positives Geschehen leben wir gerne und es braucht keine Aufarbeitung oder Begradigung.

Diese Depressionsphase ist von der Natur so vorgesehen, um eben die ganz alten und schwerwiegenden Verletzungen aufzuarbeiten, damit richtig umgegangen, ist das alles erträglich, wenn man auch die schlimmsten Bilder annimmt, in die Verzeihung bringt. Die Hilfestellung durch den Therapeuten, aber gehen und verzeihen muss man schon selbst, und das in voller Ehrlichkeit zu sich und den dazugehörigen Personen, die nicht selten aus dem eigenen Umfeld kommen.

Die Deformitäten an den Füßen gehören ebenfalls dazu, sie sind oft schmerzhaft und behandlungsbedürftig.

Kopf und Körper gehören zusammen, sind mit allen eigenen Organen verbunden und reagieren auf die Ansage des Gehirns aufgrund der Anlagen, die jeder von uns als das »Päckchen« mitbringt.

Eben der Mensch in seiner Einzigartigkeit, wie die Natur ihn vorgesehen hat.

Mal einen Dank, eine Anerkennung an sich, für große Leistungen, die jeder schon durchlebt hat, bringt einen der inneren Mitte ein großes Stück näher.

Ich danke mir und der Schönheit meiner Seele und nehme sie gerne an.

Geschäftliche Tätigkeiten bis ins hohe Alter

Menschen, die bis ins hohe Alter einer selbständigen Tätigkeit nachgegangen sind, durchlaufen diese Höhen und Tiefen mit Leichtigkeit. Es gehört immer die richtige Einstellung zu dem, was man tut und sich im Laufe eines Lebens aufgebaut hat. Eine langjährige Selbständigkeit hält einen gedanklich und somit meist auch körperlich fit.

So nimmt man weiter am aktiven Leben teil, was ja ständig Veränderungen jeglicher Art mit sich bringt. Zieht man sich zu schnell aus dem Berufsleben heraus, ändert sich auch damit die Lebenseinstellung. Man übergibt die Verantwortung zu leichtfertig an Andere, verliert nach und nach seine eigene Macht, Dinge zu bewerkstelligen, Situationen alleine zu entscheiden.

Es gilt immer, den Glauben an sich nicht zu verlieren, und nur weil man in die Jahre gekommen ist, alles abgeben zu müssen. Bekommt man diese Gedankengänge, gilt es auch hier, über die Ausreinigung nachzudenken. Es geht auch hier um Lebensveränderungen und das »wie will ich leben, was vermisse ich?«. Den Urlaub hat man schon immer eingebaut, stimmen Lebenssituationen zu den nahestehenden Menschen nicht mehr? All das sind Dinge, die man begradigen kann, durch konsequente Änderungen, die einem dann wieder die richtigen Lebenswege freigeben.

So ist es möglich, sich im Rentenalter ein entsprechendes Hobby zuzulegen, oder das betriebene mehr auszubauen. Letztendlich geht es immer darum, das zu tun, was einem selbst guttut, um in seiner Gesundheit und Macht zu bleiben.

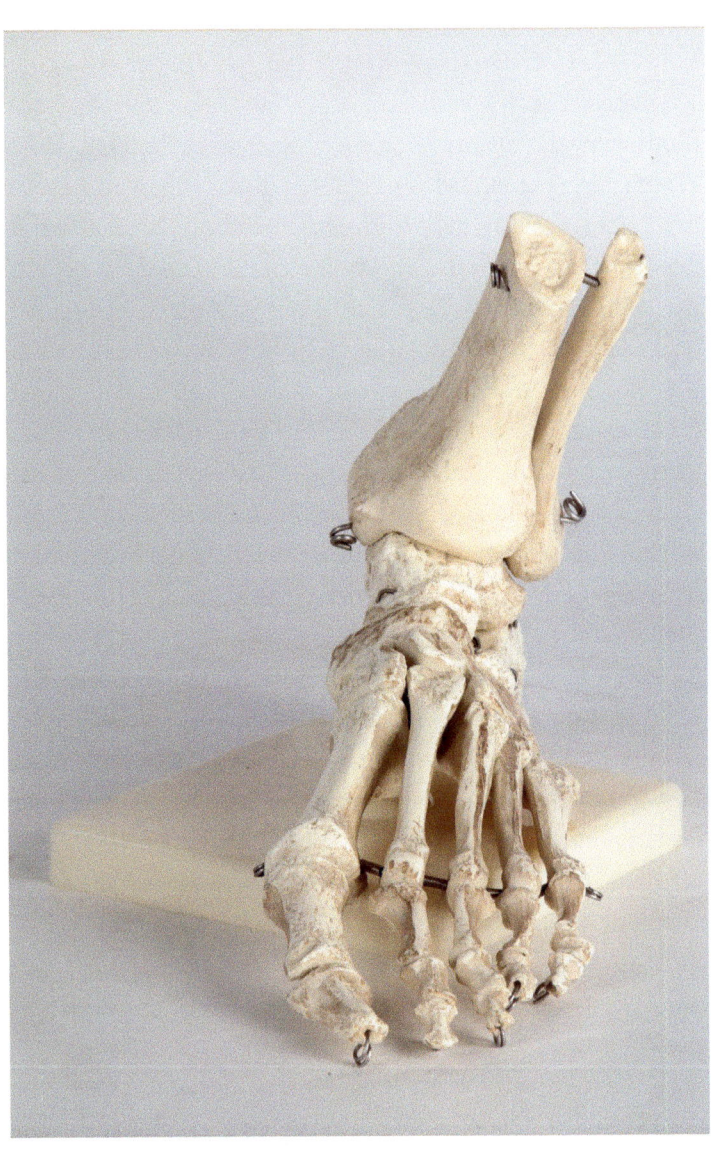

Ansonsten wird einem der Organismus wieder signalisieren, was zu bearbeiten ist. Meist sind es dann die Gelenke und die Füße, die Kniegelenke, die einem das Weiterlaufen erschweren, von den inneren Organen mal ganz abgesehen, da man die Reinigung des Gedankengutes nie zugelassen hat.

Hier kommt es leider oft vor, dass man der Abhängigkeit verfällt, Süchte jeder Art entwickelt, um so der Langeweile zu entfliehen. Eine lange berufliche Tätigkeit hält einen in der Pflicht.

Und ein disziplinierter Umgang mit sich, schon morgens gut gekleidet und gepflegtes Aussehen, stimmt einen gut und macht auf die anderen Menschen seiner Umgebung einen guten Eindruck. Geht man mit sich nicht pfleglich genug um, mindert das den Selbstwert, man fühlt sich unwohl in seiner Haut.

Verliert man die Verantwortung, aus der man die Anerkennung und das Ansehen erhält, eben den Beruf, entsteht ein Mangel an Selbstwert, man braucht diese Bestätigung, um nicht aufzugeben, um ein selbstbewusstes Leben führen zu können. Das gilt für jedes Alter!

Die eigene Persönlichkeit zu leben heißt, danach zu handeln und die Lebensherausforderungen täglich neu anzunehmen, seine Vollmacht nicht abzugeben, weil das Leben gerade mal Purzelbäume schlägt.

Das Haus im Alter

Es stellt eine Herausforderung und Verantwortung dar, die viele Menschen im Alter nicht mehr tragen wollen, alles ist zu viel Arbeit, zu teuer und überhaupt zu viel Pflege, die Treppen und so weiter. Auf der anderen Seite ist es eine Bereicherung im Alter, dieses Lebensgefühl weiter so zu leben, in dem Niveau, in dem Leben bleiben zu können. Selbstverständlich müssen einige Dinge schon passen, erstens die Finanzen; steht man als ältere Person vor der Situation alleine, weil der Partner, dem dieses Haus gehörte, oder der es finanziell verwaltet hat, gegangen ist, ist es schwierig, sich dieser Verantwortung zu stellen. Man hat zu wenig Ahnung von der Abwicklung und dem, was da so anfällt. Oder es stehen Ängste an, da alleine zu leben. Es gibt sicherlich auch einige Gründe für einen Verkauf der Immobilie. Aber im Normalfall ist es ein Genuss, frei und unabhängig in dem, was man selbst erarbeitet hat, leben zu können. Jedes Haus hat eine Geschichte mit der man verbunden ist.

Je nach Situation steckt da ein ganzes Leben darin. Sieht man sich in der Lage, es zu halten, bietet es gerade im Alter erst den entsprechenden freien Wert, es genießen zu können, da mehr Zeit für das, was man eigentlich immer schon tun wollte, da ist. Es bietet eben mehr Freiheit und Lebensgefühl, was einen an eine große Leistung erinnert, deren Lohn man jetzt annimmt. Wird es verkauft, setzt man sich auch kleiner und diese Wohn- und Lebenssituation wird nie mehr den Wert haben wie das, was man zuvor, oftmals viele Jahre hatte und eventuell aus falschem Grund aufgegeben hat. Wichtig ist es auch, sich bei der Erbengemeinschaft durchzusetzen, denn es kommt nicht selten vor, dass versucht wird, die Vollmacht abzusprechen; solange man sich als ältere Person wehren kann, sich durchsetzt, nicht zu früh die Hilfe der Familie annimmt, schließt man diese Gefahr aus, alles zu verlieren und sich dann irgendwo in einer kleinen Wohnung oder einer Altersresidenz wiederzufinden. Solange man sich also dem aktiven Leben widmet, sorgt man dafür, sich fit und gesund zu halten. So weiß man selbst, wer man noch ist, wie viel Leistung man noch auf sich nimmt, oder wo man an sich zweifelt, Hilfe braucht. Leben heißt, in jedem Alter die Herausforderungen auf allen Ebenen anzunehmen. So muss man als junger Mensch lernen, die Verantwortung zu übernehmen, sein Leben zu meistern. Als älter werdender Mensch hat man sich selbst gegenüber die Pflicht, nicht so schnell aufzugeben, dazu gehört eben auch, die materielle Ebene nicht zu verlassen. Es sei denn, man möchte es unbedingt.

Allein sein im Alter

Wer es geschafft hat, sein Leben sehr selbständig zu führen, hat auch im Alter keine Probleme, alleine weiterzugehen. Menschen mit viel Wissen sind immer interessiert an neuen Wegen, das ist altersunabhängig und zeichnet sich schon in der Jugend ab, das bringt den besonderen Vorteil im Alter. Wer die innere und äußere Hygiene für sich entdeckt hat, ist immer in seiner Mitte. Probleme, die mit dem Alleinsein aufkommen, betreffen immer die Menschen, die schon in jungen Jahren nicht alleine sein konnten und immer die große Feier brauchten, um zu wissen, dass sie da sind. Es ist eine Sache der Weiterentwicklung und des Lebensstils, da, wo ich mich hinstelle, da stehe ich, wenn ich keine Veränderungen zulasse, geht es eben auch nicht voran. Das Glück, was jeder sucht, liegt in der eigenen Hand, in der Gestaltung des Lebensraumes, in dem man sich aufhält, einfach an dem, was man aus sich und der zur Verfügung stehenden Zeit macht. So gewinnt man sehr viel Gedankenfreiheit, wenn man sich nicht nur von dem großen Angebot der Unterhaltung berieseln lässt, kreative Leistungen führen zur geistigen Beweglichkeit, da man es sich erarbeiten muss, was man sich zum Ziel gesetzt hat. Die geistige Beweglichkeit führt somit auch wieder zur verbesserten körperlichen Bewegungsfreiheit.

Es liegt also viel am eigenen Lebensstil, sich auch im Alter zu beschäftigen, oder sich auch sportlich zu betätigen.

*

Diese Studien konnte ich in meiner langjährigen Praxis für Gesundheitsprophylaxe & Persönlichkeitsentwicklung machen. Es haben viele Menschen durch die Gespräche ihren steinigen Weg verlassen können, um ihr positives Gedankengut zu finden und zu pflegen, sich so anzunehmen und sich ihre Freiheit bis ins hohe Alter zu erhalten. Es gilt immer, seinen Lebensgarten zu gestalten, den wir in uns haben, durch den wir auf ganz natürliche Art verbunden sind.

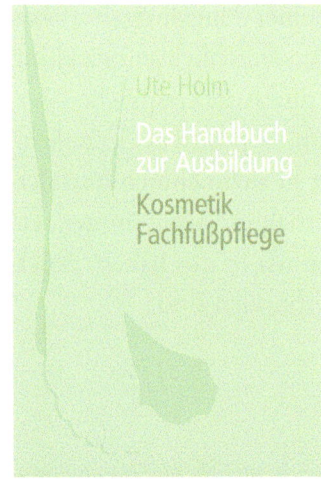

Ute Holm
Das Handbuch zur Ausbildung
Kosmetik
Fachfußpflege

ISBN: 978-3-8448-3136-8

Ute Holm ist seit vielen Jahren in der Ausbildung Ganzheitskosmetik in eigener Privatschule tätig. Dieses Buch soll kosmetikinteressierten Menschen als Begleitbuch zur Seite stehen.

Die Kosmetik und die Fachfußpflege gehören zu den prophylaktischen gesunderhaltenden Maßnahmen, die ein großes Wissen voraussetzen. Sie unterstreichen die Natürlichkeit einer Person, die sich der Haut, dem größten Organ und dem schönsten Kleid annimmt.

Dieses Handbuch dient zur Ausbildungsbegleitung sowie für alle, die sich für die allumfassende Kosmetik und der Gesundheitsprophylaxe allgemein interessieren.

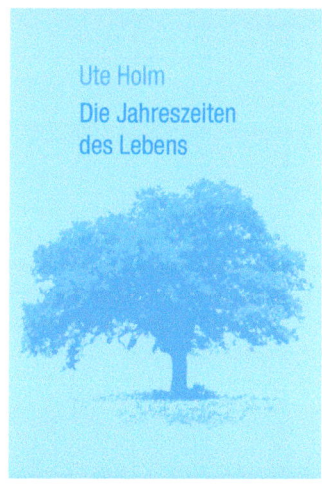

Ute Holm
Die Jahreszeiten des Lebens

ISBN: 978-3-8482-6949-5

Es handelt sich bei diesem Buch um die einzelnen Entwicklungsstufen im Leben, die wir sehr oft als Normalität annehmen oder in bestimmten Lebensphasen sogar als eine Bedrohung empfinden. Es werden viele Bereiche angesprochen, die oftmals erst im Zusammenhang einen Sinn ergeben. So stellt man sich die Frage: Warum gerade bei mir so ein Chaos im Beruf oder in der Partnerschaft? Warum bin ich so oft krank? Warum läuft bei mir so viel schief?
So werden immer fünf Säulen unserer Person beschrieben, die sich auch als unsere inneren Werte beschreiben lassen, die nicht getrennt werden können, weil sie uns ausmachen und unser ganzes Leben bestimmen.